社員のことで悩んでいる社長の

心を整える力

はじめに

社員がすぐ辞めてしまう……。
指示しないと動けない……。
ホウレンソウがない……。
意識が低い……。
ナンバー2が育たない……。

社員を雇っている社長であれば、このような悩みや課題を感じたことは、一度や二度ではないのではないでしょうか。

そして、それらを解決するために雇用条件を良くしてみたり、マネジメントやリーダーシップについての本を読んでみたり、社内研修を実施してみたりなど、さまざまな対策を講じているのだと思います。

しかし、そうした努力にもかかわらず、悩みや課題が解決しないのであれば、問題の本質は実はそこにないのかもしれません。

ほとんどの社長は、社員がすぐに辞めてしまうことや指示しないと動けないこと、ホウレンソウがないことなどをマネジメントや経営上の問題と捉えて、次のように考えがちです。

「すぐに辞めてしまわないように、採用条件を引き上げよう」

「社員教育に力を入れて、社内のレベルアップを図ろう」

「ナンバー2は今の社員では無理なので、優秀な人材を他から雇おう」

これらが間違っているとまでは言いませんが、これでは表面上に現れている問題に対して、解決に向けての「手段」を講じたに過ぎません。

つまり、問題の本質を解決する一手ではないということです。

「悩みや課題を解決するために対策を打っているんだ」という声も聞こえてきそうですが、本当にそうなのでしょうか。

たとえば、あなたが結婚しているとして、パートナーとケンカしてしまったとき、どのように仲直りしようとしますか。

「最近は忙しすぎて、コミュニケーションが不足していたな」などと反省して、一緒に食事する時間を取るかもしれません。

パートナーが以前からほしがっていたものをプレゼントして、仲直りしようとするかもしれません。

こうした行動は、いっけん夫婦仲を良くするための積極的な働きかけのようにも思えます。

でも、食事もプレゼントも「手段」であって、ケンカの本質的な原因を解決するものではないのです。

本質的な原因を突き止め、理解しなければ、一時的に仲直りできたとしても、また同じことを繰り返してしまう可能性が高いでしょう。

では、本質的な原因はどこにあるのでしょうか。

信じられないかもしれませんが、ビジネスで言えば「社員がすぐ辞めていく」「指示しないと動けない」といった問題の本質的な原因は、社長自身の内側、つまり「心」にある可能性があります。

癒されない痛みや悲しみが悪循環を生み出す

私はカウンセラーという立場から、中小企業の社長や個人事業のトップの悩みに寄り添っています。

海外ではカウンセラーにさまざまなことを相談しながら、自身の心を整え、ビジネスに反映させているリーダーは少なくありませんが、日本はまだそうした状況にありません。

これはとても残念なことです。

なぜなら、会社の顔は社長であり、社長の決断や指針によって、会社は良いほうにも悪いほうにも転ぶからです。

大手企業であれば、優秀なブレーンが側近に控えることもあるでしょうが、日本の企業の9割は中小企業であり、それほど恵まれた環境にはありません。

私のクライアントも自分で起業して、たった一人で会社を大きくした社長や、家業を継いだ二代目社長などもいらっしゃいます。

こうした社長たちに共通するのは、孤独であり、そして忙しいということです。自分自身のことを振り返る時間はないと言っても過言ではなく、誰に相談できるわけでもないため、仕事に忙殺されるうちに、心のバランスを崩してしまう社長もいらっしゃいます。

メンタルヘルスの必要性は日本だけでなく、世界各国で取り組んでいる重要課題ですから、ここで言及するまでもないかもしれませんが、心の問題をおろそかにする代償は小さくありません。

体調を崩すだけではなく、冒頭にあげた「社員がすぐ辞めていく」「指示しないと動けない」「ホウレンソウがない」といった問題を噴出させてしまう可能性が高いからです。

こうした問題の本質的な原因が社長の心にある場合、それは「痛み」や「悲しみ」「怒り」などと言い換えても良いかもしれません。

痛みや悲しみ、怒りが癒されることなく膨張しているので、その結果として、ビジネスの悩みや課題が大きくなるという負の連鎖が起きているのです。

これは、会社としてはかなりの損失です。

本書では第1章で、心が生み出すさまざまな現象を取り上げ、その本質的な原因を探るために、５つの質問をしています。

やや面倒に感じるかもしれませんが、質問のたびに本書をいったん脇に置き、どうか答えを探ってみてください。

とはいえ、座学だけでは腑に落ちない点もあると思いますので、第2章では５人の社長に登場いただき、具体的なエピソードとして、心が生み出す現象について掘り下げています。

プライバシーに配慮し、活躍されている業種などは変えていますが、いずれも私がカウンセリングを通してお会いした実在する人物たちがモデルになっています。

ここで登場する社長たちの抱えている悩みや課題は、あなたにも思い当たるところがあるかもしれません。

実際のカウンセリングでは、私が社長たちにたくさんの質問を投げかけながら、自分自身と向き合っていただいているのですが、本章では「紙面カウンセリング」の形で、さまざまな質問を提示しています。

すぐに答えは出ないかもしれませんが、考える時間だけでも確保していただきたく思います。質問に答える時間を確保することが、自身の内面に向き合うことにつながるからです。

そして第3章では、前章までのおさらいをしつつ、組織を引っ張る社長として心を整えるための心得についてお伝えしています。

感情と思考。

見える世界と見えない世界。

神社とご先祖様。

すべてはつながっていますので、心を整えることが好転の源になります。

本書に登場する社長たちが、自分と向き合うことで心を整えていったように、必ず気づきや発見があるはずです。

それでは、さっそく心を整えていきましょう。

２０２０年１月

著者

目次

第1章　心を整える5つの質問 ―――― 14

色メガネを通して世界を見ている
どんな思い込みがあるのかに気づく
思い込みの「根っこ」を探っていく
この現実をつくり出している感情は？
意識の断捨離

第2章　実例に学ぶ心の整える力

PART1　社員がすぐに辞めてしまうのは、なぜ？
PART2　右腕と期待した社員が辞めてしまうのは、なぜ？
PART3　自身の考えを貫けないのは、なぜ？
PART4　社員のトラブルが尽きないのは、なぜ？
PART5　起業の準備が一向に進まないのは、なぜ？

第3章　社長の心を整える――――132

どんな現象が起きている？
自分で気づくまで気づけない
あなたの大将心得は？

巻末付録　質問一覧

おわりに

5 questions

心を整える
５つの質問

5 questions
to heal
the mind

自分にどんな思い込みがあり、
そこからどんな問題が生じているのか。
ひとつひとつていねいに確認して
いきましょう。

色メガネを通して世界を見ている

「人間というものは
ほとんど常に
感情の色メガネを通して
世界を見るもので、
そのレンズの色しだいで
外界は暗黒にも
あるいは深紅色にも
見えるのです」

これは『人魚姫』や『裸の王様』『マッチ売りの少女』などで知られる童話作家、ハンス・クリスチャン・アンデルセンの言葉です。
私たちは自分の見たいようにしか、信じたいようにしか、目の前の現実を捉えられないということを、アンデルセンは「色メガネ」という言葉で表現しています。

たとえば、「指示しないと動けない社員ばかりだ」という現実があるとします。でも、それは本当なのでしょうか。

たとえば、「社員の意識が低い」という現実があるとします。でも、それは本当なのでしょうか。

ひょっとすると、あなた自身がそう見たいだけ、そう信じたいだけで、それによって困りたいだけなのかもしれません。

「そんなわけはない」。

そう思うかもしれませんが、それでも現実というのは、自分自身の思い込みからできています。

こんなことありませんか。

なかなか良いお客様に出会えない……。

なぜか、社員とうまくいかなくて入れ替わり立ち替わりしてしまう……。

こうしたビジネス上の課題についても、本質的な原因は何かと言えば、無自覚の領域にある潜在意識の中の「思い込み」です。

つまり､ビジネス上の問題ではなく､「色メガネ」の問題､思い込みの問題ということです。

思い込みは、誰もが持っているものです。

ただ、無自覚の領域にあるために、自分がどんな思い込みを持っているのかまでは、なかなか気づけません。

そのために、解決しようにも解決できず、同じようなことが繰り返し起きてしまうのです。

私たちは目の前で起こっていることを、自分の思い込みによって捉えています。

それによって人生が選択されていくので、同じようなことがパターンとなって繰り返されるわけです。


以前、ライフコーチングをされている男性から相談を受けました。

その男性は、自分がどういうことをしていきたいのかついて悩んでいたのですが、お話をさせていただくうち、自分自身のパターンに気づかれたそうです。

その後、「自分のプロデュースをしてほしい」という、それまでになかった種類の仕事の依頼があったそうです。

「今まで、いろいろな方のライフコーチングをしてきましたが、お客様のイメージが曖昧でした。相談するうちに明確になったのですが、これまでのパターンだったら、こういう仕事の話は怖くて逃げ出していたと思います」

その男性はそうおっしゃっていました。

自分にどんな思い込みがあり、そこからどんな問題が生じているのか。

そして、同じパターンとなって、何度も何度も繰り返されているのはどんなことか。

これらをひとつひとつていねいに確認していくことで、思い込みから現実ができていることを心から実感できるようになります。

そして、思い込みを外すことで、つまり、今かけている色メガネを取り替えることで、現実が変わっていくことも実感できるようになるのです。

どんな思い込みがあるのかに気づく

では、自分が今どんな思い込みの世界にいるのかを知るためには、どうすれば良いのでしょう。

難しくありません、実はどんな思い込みの世界にいるのかは口癖でわかります。

「アイツはいつもこうだ」
「どうせ、すぐに辞めてしまうだろう」
「きっと、うまくいかないだろう」
「なんで、いつもこんな目にあうんだ」
「何か儲かる話はないかな……」

たとえば、こんなことを言っていると、いつもそんな目に合う自分だと無自覚に思い込んでしまいます。

そして、いつしかその世界に住んでしまうのです。

私はアクティブブレインセミナーという記憶法メソッドの講師でもありますが、記憶のトレーニングをしている際中に、受講生が「でも、無理！」などと言うと、本当に頭が真っ白になって、そこから覚えられなくなってしまうのです。

言葉が、脳にストップをかけてしまうのです。

同じように「でも」「だって」「どうせ」といった言葉も注意が必要です。

私はこれらの言葉の頭文字を取って「３Ｄ」とまとめて呼んでいますが、こうした否定的な言葉は、心の奥にマイナスの思い込みがあることの現れです。

怖いのは、こうした言葉が口癖になっていると、「でも」「だって」「どうせ」と言わなければならないことが次から次へと起きてしまって、新しい扉を閉ざしてしまうことです。

また朝一番に、あなたはどんな言葉を発していますか。

「ああ、しんどいな……」

「ああ、今日も元気に起きられたぞ！」

朝一番に、自分の脳と意識に働きかける言葉です。どちらがその日一日を気持ち良く過ごせるかは説明するまでもないでしょう。

普段使っている言葉には必ず、思い込みのヒントが隠されています。

いつも自分自身に言っている口癖は何でしょうか。

何度も何度も言葉にすることで、潜在意識にそのことが植え付けられていきます。

さらに言えば、昔から言われてきた社会通念や格言も、根強い思い込みの言葉として、潜在意識に植え付けられている可能性があります。

たとえば「苦労は買ってでもしろ」とよく言われますが、これを美徳だと感じている人は、どんな苦労もいとわないでしょう。

だから、苦労しなければならないことが本当に繰り返し、繰り返し起こってくるのです。


良くも悪くも自分が信じ込んでいる信念は言葉となり、潜在意識の奥に入り込み、人生をつくっています。

だから、「私は運が良い」と言っている人は、本当に運の良い現実になります。

「いつも人に助けられてうまくいくんです」と言っている人は、何度も何度もピンチがやってきて、そしてなぜか助けてくれる人が現れます。

では、あなたは何か予期せぬ出来事があったとき、何と言っていますか。

苦手な人と話をするとき、何と言っていますか。

わかっていそうで、一番わかっていないのが自分のことです。

かけがえのない自分に対して、あなたは普段どんな言葉を使っていますか。ここで、ちょっと振り返ってみてください。

質問1
あなたは普段どんな言葉を使っていますか。

質問2

その言葉は、どんな思い込みの現れだと思いますか。

思い込みの「根っこ」を探っていく

口癖から自分の思い込みを確認したら、次はそこからどんな問題が生じているかを確認していきましょう。

「今度こそ、すぐに社員が辞めないようにしたい！」
「心機一転、しっかりと社員に仕事を任せるようにしたい！」
「次からは怒鳴ったりしないで、やさしく教えるようにしよう！」

こんなふうに決めて動き出してみたものの、数ヶ月もすると、前と同じ状況に戻ってしまっていることがよくあります。

なぜか同じパターンを繰りかえして、うまくいかないのです。

ホームページの制作会社を立ち上げたある社長が、カウンセリングセッションに来られました。

年齢は40代。８名の社員がいるとのことです。

その社長の悩みは、猫の手も借りたいほど大忙しの状況にもかかわらず、社員に仕事を振れないことにありました。

小さな会社では、よくある話です。

お聞きしてみると、その状況は最初の社員を雇ったときから続いているようで、「どうして、社員さんに仕事を任せられないんですか」と質問したところ、次のような答えが返ってきました。

「作業という意味では問題ないのかもしれませんが、うちの社員が制作するホームページはクリエイティブな部分のクオリティが足りないので、最終的には自分でやり直しをしなければいけない状況なんです」

雇用している社員に未経験はおらず、実績のある人たちを中途採用しているとのこと。

私は、取引先からクレームが来ているのかも聞いてみました。

「大きなトラブルになるようなクレームは、今のところありません」

「では、どんなところにクオリティが足りないと感じているんですか」

「デザインやキャッチコピーなどのクオリティです。センスが必要になる部分だけに、教えてできるようになるものでないのが難しいところではありますが……」

「教えられないということは、この先もずっと社長ご自身でやらなければいけないということなんですか」

「それで悩んでいるんです。いつまでも現場仕事をやっているわけにもいきません。センスの良い人が来てくれると良いのですが……」


プレイヤーとして優秀だった方が、その経験や実績をもとに自ら事業を起こすときには、こうした悩みを持つことはけっして珍しい話ではありません。

ただ、社員の方がつくるホームページのすべてが、本当にクオリティが足りないのかどうかは別問題です。

「大きなトラブルにはなっていない」ということですから、おそらく、じゅうぶんにクオリティを満たしているホームページも本当はあるのでしょう。

要は、社長自身に思い込みがあるのです。

「社員のつくったホームページはクオリティが低い」

「自分でやらなければ満足のいくレベルにはならない」

たとえば、このような思い込みです。

だから、「最終的には自分でやり直しをしなければいけない状況」が繰り返し起きてしまっています。


こうした思い込みの「根っこ」には何があるのでしょう。

質問を重ねて「根っこ」を探って行くと、ほとんどの場合、社長とご両親との関係にたどり着きます。

お父様のとの関係の場合もあれば、お母様との関係の場合もあります。

社員の問題と社長自身の個人的な問題が、なぜ関係があるのか不思議に思うかもしれません。


これは心理学的な話になりますが、現実で起きている出来事はひとつの「結果」に過ぎません。

その「結果」には必ず「原因」があり、それは心の中にあるのです。

たとえば、「母親に信頼されていないと感じていた」「父親に頼ることができなかった」「誉められたことがなかった」など、マイナスの記憶が脳の中の扁桃体に感情とともにインプットされているのです。

こうしたことが「原因」となって、「社員がすぐ辞めてしまう」「指示しないと動けない」「意識が低い」といった「結果」（現実）をつくり出しています。

こうした場合、ていねいに幼い頃のネガティブな記憶や感情を断捨離していく必要があります。

そうすることで、長年続いていたパターンから脱却し、次のステージに行くことができます。

潜在意識の中のマイナスの思い込みは、現在、そして未来にブレーキをかけるのです。

内側の思いは、必ず目の前に現れて来きます。

自分らしくステップアップするためには、内側のメンテナンスは欠かせません。それも、妥協しないで、徹底的にメンテナンスしていくことです。

質問3

質問2で書き出した思い込みは、今現在どんな問題を引き起こしていると思いますか。繰り返し起きている問題は何でしょうか。

この現実をつくり出している感情は？

自分がどんな思い込みを持っていて、それによって、どんな問題が生じているかを確認するときには、それと同時に、自分が「どんな感情のときが多いか」も合わせてチェックしていきます。

過去や将来のことをあれこれ思い煩わず、この瞬間を幸せに生きられたら、どんなに素敵でしょう。

でも、私たち人間の脳は、過去や未来に意識が行きがちなのです。

過去の記憶を引っ張り出したり、未来に不安を感じたりします。

過去で言えば、とくにネガティブな記憶。

怒り、悲しみ、不安、恐怖……。

マイナスの感情が現実に影響を及ぼし、また同じような状況をつくり出します。

未来への不安もそうです。

まだ起きてないことに対する不安や心配が影響を及ぼし、現実をつくっていきます。

与えられた今この一瞬一瞬を味わいながら大切に生きたいものですが、実際には、日々いろいろなことが起きてきます。

違和感があるのにもかかわらず受け入れてしまったり、相性の合わない相手に反応しすぎて感情的になったり、あるいは昨日は何とも感じなかったことに、今日は異常に反応してしまったり……。

こうした日常の中でワケもわからず、不安になることはありませんか。

そして、そんなとき、どんな行動を取っていますか。

ときには不安の感情から、無性に頑張る行動を取ることもあるかもしれません。

たとえば、あなたが何かを販売しているとします。

「この商品を今月末までに売らなければ、支払いができない！」

そんな不安や焦りの気持ちを抱えてお客様に会ったとしても、なかなかうまくいかないでしょう。

なぜなら、感情は共鳴するので、不安や焦りがお客様にも伝わってしまうからです。

意識的、無意識的のどちらにせよ、さまざまな感情が人から人へ伝染するといった話は聞いたことがあるかもしれません。

ですから、「頑張るぞ」という気持ちの裏に不安や恐怖、緊張や怒りの感情があると大した成果は望めないのです。

それでは、ここで質問です。

あなたは、どんな現実が現れてほしいですか。どんな現実だとうれしいですか。

お金が潤沢にまわる現実。

自発的な社員に囲まれて、やりがいのある仕事に没頭している現実。

理想のお客様に出会っている現実。

望む現実はさまざまにあると思いますが、実はあなたが本当に望んでいる現実というのは、もうすでに目の前に現れています。

「そんなバカな！　こんな現実は望んでいない」

そう思うかもしれませんが、本当です。

本音で思っていることや当たり前に思っていることが、現実になる仕組みになっているからです。

「頑張る」という気持ちの裏に不安や恐怖、緊張や怒りの感情があると大した成果は望めないと前述しましたが、それは、自分が発しているネガティブな感情が結果を出すことを止めてしまっているのです。

つまり、商品が売れなくて不安や恐怖を感じる現実を、ちゃんと目の前につくり出してくれているのです。


さらに言えば、自分の中で消化できないことがあるときには胃が痛くなったり、混乱するようなことが起きているときには頭が痛くなったりなど、感情は「症状」として身体に現れることもあります。

マイナスの思い込みや感情を解放して、自分の意識に合わないものを明確にするためにも、ここで、どんな感情のときが多いのか振り返ってみましょう。

質問4
あなたは、どんな感情のときが多いですか。

また、その感情がつくり出している現実は、あなたが本当に望んでいる現実でしょうか。

意識の断捨離

自分でも気づいていないマイナスの思い込みがあるために、同じような問題が繰り返されている場合、その本質的な原因を見つけ出し、今の意識に合わないものを明確にしたうえで、意図的に断捨離していく必要があります。

自分の思考や感情は見事にタイムラグで目の前に現れてきますので、内面をメンテナンスして、心を整えていくことで、大切にしたいもの、必要ないものなどもアップデートされています。

私自身は２０１７年の春頃、自分の中に変化が起こりました。

それまでやっていたことを純粋に楽しめていないない自分に気づき、無理しているように感じたのです。

そこで取り組んだのが、意識の断捨離です。

パターンとなっているような問題がないかを探り、家の片付けのように、ネガティブな思い込みや感情をせっせせっせと断捨離していったのです。

それは、普段は見えないようにしているタンスやクローゼットの奥に押し込めている洋服を引っ張り出すような作業でした。

具体的には、これまでにお伝えした質問を自分自身に投げかけながら、

・まわりに合わせて違和感があったもの
・世間一般の常識に違和感を持ちつつ、何となく合わせてきたもの

などを書き出していきました。

ただし、こうした作業というのは「意識の断捨離をする許可」を自分自身にしっかりと出せていないとなかなかはかどりません。

なぜなら、違和感があると言っても、そのままの状況を続けようと思えば続けられてしまうからです。

大きなトラブルや問題が起きているわけでもなく、売上もクライアントさんもいる状態では安心感があったりもします。

違和感と安心感とがぶつかり合うわけなので、もっと真剣に、もっと自分の心と向き合わなければ、「このままでもいいんじゃないか」という現状維持の思考が強まってしまうのです。

意識の断捨離をする許可に自信が持てない場合、まずはオフィスや部屋の断捨離をおすすめします。

部屋の断捨離は、意識の断捨離にもつながるからです。

部屋の断捨離をしていると、これからも大切にしたいものやもう必要ないものは、簡単に振り分けられるものの、「捨てるのはもったいないかな」などと思うものがあることに気づきます。

もったいないと思うもの、断捨離するのに迷うものというのは、手放したほうが良いものかもしれません。

人間の脳は、その瞬間瞬間でものすごい量の計算をしています。

無意識下で今、置かれている状況や人間関係、過去の経験や現在の状況を照らし合わせて、いろいろなことを考えていると言われています。

そして脳が考えた結果、自分にとって「有益かもしれない」と思ったものを顕在意識に上げてくるのですが、いらないものがそのまま置かれていると、それが現在の自分にとって「必要なものだ」「事実だ」と認識することになってしまいます。

本来はいらないものが今の自分の状況だと認識してしまうために、進化発展の妨げになってしまうのです。

オフィスや部屋の断捨離を終えたら、意識の断捨離にもぜひ取り組んでみましょう。

人生が終わるときに後悔しないためにも、新しい価値観の自分が人生をかけて何を実現しようとしているのか。

今の意識に合わないものを明確にしたうえで、意図的に手放していきましょう。

質問5

あなたが「まわりに合わせて違和感があったもの」「世間一般の常識に違和感を持ちつつ、何となく合わせてきたもの」は何でしょうか。書き出してみましょう。

さて、ここまでに5つの質問をさせていただきました。

次章に入る前に、しっかりと時間を確保し、ぜひこの5つの質問に自分自身の答えを見つけておいていただければと思います。

第2章では5人の社長に登場いただき、具体的なエピソードとして、心が生み出す現象について、さらに掘り下げています。

Case study

実例に学ぶ心を整える力

Learn from Case study

第2章

目の前の現象から無意識の
設定に気づき、
本当はどうしたいのかをキャッチし、
それを実現していきましょう。

PART1 社員がすぐに辞めてしまうのは、なぜ?

社長が仕事をしないと会社がまわらない

政令指定都市のひとつである名古屋でデザイン会社を営む島津社長（仮名）は、採用で困ったことがありません。

中小企業の人材不足は深刻と言いますが、島津社長の会社は求人情報を出せば、すぐに応募がある状態。

創業2年で、社員数は7名。

お給料などの雇用条件はけっして良いわけではないのですが、それでも採用に困らないのは「働きたいと思える会社や、将来に夢を抱ける会社が少ないのかもしれない」と、島津社長は捉えていました。

仕事の依頼も引く手あまたで、だからこそ、さらに社員を増やしたいと考えているのですが、困ったことに採用した社員がすぐに辞めてしまうのです。

これが、島津社長の悩みでした。

社員を増やすことを前提に仕事を受注していたので、仕事はどんどん増えていきます。残っている社員でやり繰りしていますが、島津社長がデザイン業務をできることもあり、最終的には社長自身が事務所で寝泊まりして、なんとか納期に間に合わせている状態です。社員が10名にも満たない島津社長のような会社では、結局は社長が働くことになりがちです。

「新しい社員を採用するまでは、自分が頑張ればいい」

そう考えて、求人サイトに社員募集の広告も出稿し続けています。

採用してもすぐに辞めしまうのでは不毛にも思えますが、採用するなら、やはり社員がいいと島津社長は考えています。

社員の人数は「クライアントにとって安心材料のひとつになる」と考えているためです。

＊　＊　＊

私は島津社長から直接話を聞いたわけではありません。話を聞いたのは、島津社長の奥様である圭子さん（仮名）からです。

圭子さんから見た島津社長はとにかく仕事好きで、サラリーマン時代も平日はほぼ午前様。明るい性格で営業も苦にならないらしく、新規開拓にも余念がありません。

心配は、島津社長が事務所を移転したいと言い出したことから始まりました。

3期目には社員をさらに増やすので、現在の事務所は手狭になるとのこと。最寄り駅の近くに高層ビルが建つ予定で、そこの12階に最適な広さの事務所物件があるというのです。

圭子さんは「たしかに今は順調かもしれないけれど、駅前の一等地に事務所を構えなくてもいいのではないか。社員を倍にして、ちゃんとお給料を払い続けることができるのか」と心配になっています。

そんなある日、新しく採用した社員が「辞めたい」と言ってきたのです。

今の若い人は、すぐに辞めると聞くし、社風が合わなかっただけだろうと、そのときは深く考えませんでしたが、退職する社員の代わりにと採用した社員も、わずか1カ月ほどで会社に来なくなってしまったのです。

さすがに、圭子さんは変だと思いました。

社員がすぐに辞めてしまうのは、忙し過ぎるからだと思い、島津社長に聞いてみると、「社員はみんな俺より早く帰らせているよ。忙し過ぎることはないと思う」と答えが返ってきました。

社員が辞めたことで、島津社長の働きぶりは、ますますハードになりました。土日も出勤し、子どもが起きている時間に家にいることはほぼなくなりました。

それでも島津社長は、愚痴をこぼすどころが、嬉々としているように感じます。「忙しい」と言いながら、その顔はどこか誇らしげなのです。

何もかもが想像以上のスピードで進んでいくことに不安を覚えた圭子さんは、あらためて島津社長に聞きました。

すると、こんな言葉が返ってきました。

「大丈夫に決まっているだろ。お前が心配することじゃない」

できる範囲で精一杯サポートしてきたつもりだった圭子さんは、その言葉に落ち込みました。

失意と不安とが入り混じった心境を、私に話してくださったのです。

心を整えるとは？

島津社長は、とても優秀なのでしょう。

真面目で頑張り屋ですし、自分で何でもできてしまう器用さと頭の良さがあるからこそ、独立しても結果を出し続けているのだと思います。

小さな会社の多くは、島津社長のように創業者の実績や能力、個性を武器に、事業を展開しているケースが少なくありません。

ただこれは創業者の実績や能力、個性に依存して事業を展開しているとも言えます。

そして、プレイヤーとして優秀な方ほど、「教えるよりも自分でやったほうが早い」などと考えがちなのです。

その考えが悪いわけではありませんが、こうした考えのもとでは、なかなか社員は育ちません。

社員を育てることができない社長のなかには、コンサルタントなどに社員向けの研修を依頼するなど、お金をかけることで社員教育をやったと勘違いしている方もいますが、これでは社員が離れていくことを止められません。

問題の本質は、社員の側にはないからです。


さて、島津社長の会社の社員はダメな社員だったのでしょうか。

我慢することが苦手で、労働意欲が乏しかったから、すぐに辞めてしまったのでしょうか。


私はそうは思いません。

誰だって一度就職した先を、すぐに離れたいとは思わないはずです。

終身雇用という意識が薄れた昨今であっても、就職活動は骨の折れることですから、半年単位で辞めれば良いなんて考えている人は少ないでしょう。

できることなら、長く働きたいというのが人の心理です。

それなのに社員が去っていく……。耐え難いことがあって会社を辞めるのですから、そこには必ず原因があります。

こうしたときに大切なのは、自分の内側にどんな思い込みがあるかを知ることです。自分の無意識の状態を現象として投影しているのが「社員の定着率が悪い」という目の前の現実です。

この現象から、自分の内側を探る必要があります。

人は誰でも、無意識の中にある「自分とは」という設定通りの生き方をしています。

無意識のことなので、その設定がどうなっているのかは、自分ではなかなか気づけません。

無意識の中にある「自分とは」という設定をしたのは、まぎれもなく自分なのですが、この設定がときとして自分自身を苦しめてしまいます。ですから、

「自分が何を考えているのか」
「どんな気持ちなのか」
「何を大切にしたいのか」
「何がしんどいのか」
「どんなことがストレスなのか」

「どんな欲求を持っているのか」
「満たされているのか、満たされていないのか」
「内側でどんなことが起きているのか」

こうしたことに向き合うなかで、無意識の設定に気づき、本当はどうしたいのかをキャッチし、それを実現してあげることが大切です。

これが、心を整えるということです。

認められないことで、人の心は離れていく

自分の城を持った以上、走り続けるしかないと思っている島津社長を、圭子さんも止められませんでした。

島津社長には「一生懸命に働くことは美徳である」という思い込みがあるのかもしれません。

もちろん働かなければ稼げませんから働くことは当然ですし、やりがいも感じられるでしょう。私も働くことは大好きです。

でも、働き方改革が推進され、仕事の時間を減らす傾向が強まっている状況において、「休日まで仕事してよく頑張っている」「長時間働いて努力している」という考えは時代錯誤です。

「社員の定着率が悪い」という目の前の現実から、自分の内側を探るヒントとして、「一生懸命に働くことは美徳である」という考えが、どこから芽生えたのかを探ってみましょ

う。

可能性として一番高いのは、前章でもお伝えしたとおり、島津社長が子どもの頃に、一番間近で働いていたご両親です。

「もっと勉強しなさい」
「もっと勉強して、良い大学に入りなさい」
「良い大学に入ったら、一流企業に就職しなさい」
「お前はダメな人間だから、人の何倍も勉強しなさい」

島津社長のようなタイプは、子どもの頃に親から言われた言葉が深く刻まれ、それがゆえに極端な行動に出てしまう傾向にあります。

ただ、それが極端であることに、自分ではなかなか気づけません。潜在的意識のなかに深く沈んでいて、思い出すことも少ないでしょう。

でも、その刻まれた言葉や記憶を思い出すことが、とても大切なのです。

両親から過度な期待を受けたり、どんなに頑張っても「承認」してもらえないと感じていた場合、「もっと頑張らないと褒めてもらえない」という意識が強く宿っている可能性があります。

そのため良くも悪くもですが、何でも一生懸命、がむしゃらになれるのです。

そして、ここが重要なポイントですが、「承認」を受けた思い出や記憶が希薄である場合、社員を「承認」することもなかなかできません。

どんなに頑張っても「承認」しない社長は、無意識に「自分でやったほうが早い」「社員の仕事だから、こんなものだろう」などと思っています。

悪気はないものの、社員よりも何倍も頭の回転が早く経験値も高いので、どんなにクオリティの高い仕事をしても、手放しに「認める」「承認する」という気持ちにはなれず、仕事である以上、成果を出すのが当然という思いがあったりします。

でも、徹夜も辞さない社長が目の前でバリバリと働いている会社というのは、どうでしょうか。

誰でも「承認」してもらいたい気持ちは少なからずあるものなので、どんなに頑張っても、「承認」されず、「肯定」もされないと気づいた社員は辞めていくことになります。

ご両親の働き方や、働くご両親をあなたがどう見ていたのか。そして、ご両親からどんな言葉をかけられていたのかを振り返ることは、とても大切です。

子どもの頃、あなたのご両親はどんなふうに働いていたでしょうか。その姿を見て、あなたはどう思っていたでしょうか。

遠い記憶に思いを馳せると、「そういえば、休日に父親が家にいることなんてなかったな」「自営業だったから、両親は全然構ってくれなかったな」など、ちょっとしたことが思い出されるかもしれません。

時間を取り、振り返ってみてください。

あなたが一番失いたくないものは?

忙しすぎる日々の中では、なかなか自分と向き合う時間を持ちにくいかもしれません。ですが、自分らしい幸せな人生を生きていくときには、まずやるべきことがあります。

自分と向き合うための時間を確保するということです。

時間を確保しなければ、そもそも自分と向き合うことはできません。

「予定が空いたときに考えてみよう」「寝る前に向き合ってみよう」というのではなく、得意先にアポを入れるように、自分に対してアポを入れるのがコツです。

自分に対する時間の使い方、選択をするという自覚を持つことで、自分と向き合う時間を確保できるようになります。

人生において緊急ではないけれど重要なこと、自分が感じていること、ここに意識を向けるために、そうした時間をつくる。つくると決める。

これが最初の一歩になります。

「島津社長のような傾向があるな」と思われたら、10分でも良いので、向き合う時間を持つてみてください。

ひとりになれる空間を確保し、静かに考えてみると、すっかり忘れていたことを思い出し、「あのとき、自分はこんなことを考えていたな」といった発見があるはずです。

気づいたことは、忘れないように書き留めておいてください。向き合う時間を確保したら、左記の3つの質問を自分に投げかけてみましょう。

質問6
他人から言われて「うるさい」「面倒だ」と思ったことは、どんなことでしょうか。

あなたが「うるさい」「面倒だ」と思った言葉を発した人は、誰でしょうか。社員でしょうか。奥様でしょうか。

あなたに近い人、家族から言われた言葉に「うるさい」「面倒だ」と感じたのなら、とても重要なキーワードになってきますので、書き出してみてください。

「たしか○○だったな」といった曖昧なことや、「あの言葉はちょっと気になった」といった些細なことでも構いません。

質問7

なぜ、あなたは「うるさい」「面倒だ」と思ったのでしょうか。その理由を考えてみましょう。

仕事上でのシーンが浮かぶかもしれませんが、家庭内のことでも夫婦間のやり取りでも何でも構いません。思いついたことをそのまま書いてください。

質問8

あなたにとって一番大切なものは何ですか。

これは、「あなたが一番失いたくないもの」という質問でも構いません。失うと困るもの。それは仕事でしょうか、家族でしょうか、社会的地位でしょうか、社長という肩書でしょうか、それともお金でしょうか。

生きていくうえで、絶対に失いたくないものがあるはずです。

さて、３つの質問に回答したら、書き出した答えをじっくりと眺めてみてください。

仕事が一番大事だと思っているのに、社員がどんどん辞めていく。結果として、受注した仕事をこなすために、寝ないで働く状況が続いているとするなら、それは本当に仕事を大切にしていることになるでしょうか。

休む暇もないほど働くことが素晴らしいことでしょうか。

働きすぎて体調を崩したら、結果的にクライアントに迷惑をかけることになってしまいます。

体調を崩して大好きな仕事もままならなくなり、生活するためのお金も稼げなくなったあなたの人生は豊かと言えるでしょうか。

家族が一番大事だと思っているのに、「うるさい」と思った言葉が、家族から言われたとしたら、どうでしょうか。

あなたに対して、何かしら不満があるのかもしれません。

家族からの言葉を取り合わなかったとするなら、それは本当に家族を大切にしていることになるでしょうか。

一番大切に思っている家族を、自分で傷つけていることに気づけなかったら、家族は崩壊してしまうでしょう。

そこに目を向けず、無視し続け、本当に崩壊してしまったら、あなたの人生は本当に豊かなものだと言えるでしょうか。

誰かの言葉にカチンときて、そのときは「意見なんて聞きたくない」「小言なんてまっぴらだ」と思ったかもしれませんが、順を追って、自分の感情の動きや思考の在りどころをたしかめてみると、何かしらの気づきがあるものです。

自分自身を俯瞰できるようになると、心にも余裕が生まれてきます。

時間を取り、答えを探ってみてください。

PART2 右腕と期待した社員が辞めてしまうのは、なぜ？

工務店の印象を変えたいやり手社長

労働市場に目を移すと、中小企業の雇用は日本全体の7割近くを担っており、「中小企業によって労働市場は支えられている」と言っても過言ではありません。

しかし、私の経験上、中小企業の社長はかなりの確率で「人の悩み」を抱えています。

いかに人の悩みを解消するかは重要な課題のひとつと言えますが、社員を変えたいならば、まずは社長が変わることです。

小さな会社の場合、トップダウン構造になっているケースがほとんどなので、社員を変えるよりも社長が変わるほうが早いのです。


ここで、ご紹介する片岡社長（仮名）も「人の悩み」を抱えていました。

片岡社長は、その地域で一番知名度の高い工務店の社長です。

建築系の専門学校を卒業した後に、全国展開しているハウスメーカーに就職。営業として6年ほど修業した後に独立しました。

20代後半という若さで工務店を立ち上げ、現在は社員を20人抱えているのですから、ヤリ手の社長と言えるでしょう。

私は片岡社長のお母様と知り合いで、子どものころの片岡社長のこともよく知っています。ひとことで言えば、ヤンチャでした。

小学校でも中学校でも目立った存在で、ご両親が学校に呼び出された経験は、1度や2度ではなかったようです。

片岡社長の工務店の前には、有名な高級外車が数台止まっています。営業担当者がお客様を現場にご案内する際には、この高級外車で送迎するのが片岡社長の工務店のウリで、とくに若い世代のお客様からの評判が良いそうです。

片岡社長の口癖は「工務店の印象を変えたい」。たしかに片岡社長は、工務店の社長のようには見えません。たとえるなら、歌舞伎町のホストのような恰好をしています。

いつも細身のスーツで、一流ブランドのスーツをフルオーダーで仕立てているそうで、スーツも高級、腕時計も高級、靴も高級です。

工務店のお仕事は天候にも左右されますし、現場で作業する大工さんではないにしても、建材を準備したりと、体力勝負なところがあります。

泥まみれになったり、埃をかぶったりすることもあるのですが、片岡社長の派手な見た目からは、工務店の社長とは想像できないでしょう。

また片岡社長は、会社の宣伝もかねてＦａｃｅｂｏｏｋをやっているのですが、そのタイムラインで繰り広げられる日常を覗いてみると、今日は東京、明日は大阪、来週は福岡と、よく出張に出かけているのがわかります。

その出張は、研修会やセミナーといった後学のためのものであったり、そうした場で出会った社長仲間とのゴルフや懇親会であったりとさまざまです。

「ほとんど会社にいないのでは？」と思うくらい出歩いているようです。

きっと忙しい毎日を過ごしているのだろうと思っていたある日、片岡社長のお母様から社長の相談に乗ってほしいと連絡がありました。

片岡社長の悩み。

それは会社のナンバー2やナンバー3が辞めてしまうことでした。片岡社長との関係が近い社員であればあるほど、すぐに辞めてしまうとのことでした。

＊　＊　＊

「ご無沙汰しています。お元気でしたか」

事務所にうかがうと、片岡社長は明るく私を迎えてくれました。お母様の話では「悩んでいる」とのことだったのですが、その表情からは苦悩の影は読み取れませんでした。

「お恥ずかしいのですが、営業部長が辞めることになりまして。代わりに優秀な人材をご存知じゃないかと……。名合さんはいろいろな方の相談に乗っていらっしゃるから、幅広い人脈をお持ちだろうということで、一度相談してみたらと母に言われました」

その営業部長は、他の工務店で経験を積んで入社した30代半ばのベテランだったそうです。

その経験を信頼し、自分の右腕となると考えていたと言います。

聞けば、片岡社長はこれまで何度も側近候補となる社員を採用したのですが、経験豊富で信頼できると目を掛けていた社員が、ことごとく辞めていったそうです。

「今回辞める営業部長は、入社して2年も経っていないんですよ。その前に辞めた社員も1年半です。自分の目は節穴なのかと、さすがに落ち込んでいます。人の良し悪しを見抜けないなんて社長として失格ですね」

そう言って片岡社長は笑いました。

「人材の確保は、どの会社も苦労されています。でも、片岡社長の会社は入社後3年以内の離職率は3割を超えていますね。人が会社に定着しにくいのは、社長のところだけではないですよ」

「おっしゃるとおりなんですけど、うちは業界では本当に福利厚生が充実しているんです。同じ工務店で働くなら、僕なら間違いなくうちを選びますよ。それは冗談としても、仕事を任せたい社員が辞めてしまうのは正直困っています。信頼して仕事を任せていた社員が辞めるのはダメージも大きいです」

「そうですね」

「こんな言い方をすると社員に怒られるかもしれませんが、とくに可もなく不可もなくといった社員のほうが長く働いてくれるものですね」

「自分の右腕と期待した社員さんが、辞めていく理由はわかりますか」

「それがわかったら苦労しないですよ。最初は協力的なのですが、なぜか途中から反抗的な態度を取るようになるんです」

「反抗的な態度ですか……」

右腕と期待した社員が辞めていく理由を、片岡社長はわからないということだったので、私は退職届を出した営業部長に話を聞けないかお願いしてみました。

もちろん、いきなりやって来た私に話を聞かれるなんて、営業部長も変だと思うでしょう。

そこで企業内のメンタルヘルス対策に従事している者として、会社の環境を整えるという体裁で話を聞きたいと伝えてみたのです。

すると、営業部長は「話をしても良い」と言ってくれたのでした。

すべてを把握していないと安心できない

営業部長の堂上さん（仮名）は、片岡社長の話からは想像できないような好青年でした。物腰もやわらかく、話もとてもお上手です。

こんな好青年が、どうして片岡社長と折が合わずに辞めてしまうんだろう……。そんな疑問が湧きました。

私は堂上さんに「ここで聞いた話は片岡社長に口外しない」と約束してから、なぜ辞めるのか、その理由を聞いてみました。

「ひとことで言えば片岡社長の嫉妬が強すぎて、思うように仕事ができないからです」

「嫉妬？」

「はい、嫉妬と言えると思います」

堂上さんは他の工務店で経験を積んでいたこともあり、この業界に人脈がありました。

他の工務店とは仕事上、ライバル関係にあるのは同業者ですから当然のことですが、勉強熱心な堂上さんは業界関連のセミナーに積極的に参加していたため、他の工務店に人脈ができたそうです。

そうした中で、片岡社長と共通の知り合いも何人かいたそうで、面接では共通の知り合いの話で大いに盛り上がったと言います。

共通の知り合いがいれば、コミュニケーションを取る上でも楽ですし、他の工務店の人たちと人脈を持っていれば、そこから新しいビジネスにつながるかもしれません。

片岡社長が、堂上さんを右腕候補と考えたことに私は納得しました。

堂上さんが最初におかしいと思ったのは、片岡社長が毎日のように更新しているＦａｃｅｂｏｏｋがきっかけだったそうです。

社員となった堂上さんは、片岡社長とＦａｃｅｂｏｏｋ上でもつながっていました。

ある日、堂上さんは工務店仲間と一緒に飲み会を開催して、そのときの写真をＦａｃｅｂｏｏｋにアップしたそうです。

すると数分後、片岡社長から電話がかかってきたのです。

「どうして、●●さんと一緒にいるんですか」

「今日は、工務店仲間と一緒に飲みに行っていまして、そのときご一緒でした。すでに飲み会はお開きになっているので、私は自宅に帰っていますが」

「●●さんは、僕のことを何か言っていましたか」

「とくに何も言っていませんけど……」


片岡社長は「そうですか」と言って電話を切ったそうです。

面接の際、その方と知り合いということも伝えており、共通の知り合いがいるということで、片岡社長は喜んでいたので、「どうして一緒にいるのか」と聞かれたことに、堂上さんは驚きました。

さらに後日、片岡社長がその飲み会の当日、堂上さんが話していたことをその方に根掘り葉掘り聞いていたと知って、怖くなったと言います。

「片岡社長は、僕たちが社長の悪口を言っていないか疑っているような感じだったんですよね」

その後もこうしたことが何度かあり、片岡社長は堂上さんが目立つ行動をするのをよく思っておらず、自分のいない場所で自分の話をされることが気になって仕方ないのだと気づきました。

すべてを把握しないと気が済まない性格。これでは仕事がやりにくいと感じた堂上さんは、転職を決意したとのことでした。

認められた実感がないから、もっと頑張る

堂上さんの素直な気持ちを聞いた後、私は片岡社長のお母様のところに向かいました。

「社長はすごいですよね。あれだけヤンチャだったのに今では社長ですから。ホッとされたんじゃないですか」

「本当は公務員になってほしかったんですけどね……。今回だって、相談に乗ってもらったのは、大事にしている社員がどんどん辞めていくからですよ。安定していると言えるんですかね……」

「社員が辞めることは、どの会社もよくあることですよ」

「私から見ると、安定しているなんてとても思えないんです。どうして、そんなに苦労する必要があるのかなと思います。だから公務員が良いって言ったのに……」

「工務店のお仕事も立派なお仕事ですよ」

「そうかもしれませんが、私は自営業の大変さをさんざんに見てきましたから……」

片岡社長のお母様は、そうおっしゃいました。

手塩にかけて育てたお子さんが、起業して成功している。

そのことに対して、もっと喜んでも良いのではと思いましたが、お母様の話を聞いているうち、私は片岡社長のＦａｃｅｂｏｏｋのことを思い出しました。


片岡社長のモットーは「工務店の印象を変えたい」でした。

「工務店の仕事を、子どもが憧れの職業としてあげるくらいかっこいいものにしたい」。

片岡社長は、本気でそう思っています。

それは工務店の仕事が、いわゆる３Ｋ（きつい、厳しい、汚い）であると片岡社長が思っていることの裏返しであるようにも思います。

だからこそ、片岡社長はＦａｃｅｂｏｏｋで、華やかな日常をアップし続けているのだと思います。

仕立てのいい服を着て、高級車を乗り回し、グルメを満喫する。

片岡社長にとって、それは「どんな仕事でも頑張れば成功者になれる」「お金持ちになって、社会的地位を確立できる」といったことの証明なのかもしれません。

その一方で、どんなに頑張っても親からは認められない、どんなに頑張っても側近に裏切られてしまう、という不安が払しょくできないことの現れのようにも見えます。

現に、お母様は片岡社長を認めていません。

いまだに公務員が良いと言ってしまう……。おそらくお母様は、片岡社長にもそう言っているはずです。

社員が辞めた本当の理由は?

どんなに頑張っても充足感を得られない。

周囲に裏切られたり、認められないと感じたりするようであれば、ここでちょっと考えてみましょう。

信じた側近が辞めていくという現象に、手掛かりとなるヒントが必ずあります。

質問9

側近だと信じた人材、会社のナンバー2やナンバー3が辞めていくという経験はありますか。

その方たちは、なぜ辞めてしまったのでしょうか。

会社を辞める理由をあなたに説明しましたか、そして、その理由を聞いて、あなたは納得しましたか。

理由を聞いたのであれば、それを書き出してみてください。

仮に明確な理由を聞くことなく退職しているということでしたら、これはひとつのシグナルかもしれません。

社員が会社を辞めた理由を考えてみましょう。

質問10

その方を採用したとき、どこが採用のポイントでしたか。なぜ採用を決めたのでしょうか。

たとえば人柄の良さ、経験値、コミュニケーション能力の高さなど、右腕となる人材に対しては、何かしら自分に足りないと思っている素養や、より強化したい素養を求めたのではないかと思います。

あなたは、なぜその社員を採用したのでしょうか。そして、その社員の採用ポイントになった素養は実際に発揮されましたか。

業績を上げたり、社内の雰囲気を良くしたりといった成果に発揮されたでしょうか。せっかく十分な素養を持った社員を採用したのに、それが活かされていなかったとしたら、とても残念なことです。

なぜうまくいかなかったのか、その素養を発揮してもらうには何が足りなかったのかも考えてみましょう。

質問11

あらためて、社員が辞めた本当の理由は何だったと思いますか。

残酷に聞こえるかもしれませんが、会社で起こることのすべては社長の責任です。社長によって会社のすべてが決まります。

社員が辞めた本当の理由が思い当たらないとしても、どうして辞めてしまったのか、社長であるあなた自身に何か原因がなかったかを考えてみましょう。

答えが見つからなくても構いません。社長として、一度立ち止まって考えることが大切です。

PART3 自身の考えを貫けないのは、なぜ？

家業を継いだ2代目社長

遠藤社長は、５店舗を構えるスーパーの２代目社長です。

近くに全国チェーンのスーパーはありますが、遠藤社長のスーパーは地元の農家と提携して、新鮮な野菜や果物をお得な価格で仕入れて販売しています。

全国チェーンのスーパーと比べれば店舗は少しくたびれていますが、「いらっしゃいませ！」と大きな声でお客様をお迎えするので、いつ訪れても元気になれると評判です。

創業は今から47年前。

遠藤社長の実父である会長が始めた小さな八百屋がスタートです。

会長は周辺地域では知らない人はいないほどの有名人で、地元の消防団で長く活動していたので顔も広く、誰にでも好かれる笑顔を絶やしません。息子である遠藤社長から見ても、やり手だったと言います。

遠藤社長が後を継いだのは41歳のときで、会長は67歳。67歳と聞けば、もっと早くても良いのではと思われるかもしれませんが、仕事一筋で特段趣味もなく、質素倹約を絵に描いたような生活を送っていたので、職場以外でどう過ごしたら良いのかわからなかったのでしょう。

勇退から2年経った今でも、会長はちょくちょく店舗をのぞきにやって来ます。元気を持て余しているので、勤務歴の長い社員をつかまえてはおしゃべりしていますが、「ボケてしまうよりは良い」と思って、遠藤社長もそのままにしています。

遠藤社長は、大学を卒業後に百貨店の食品売り場に入るような大手高級スーパーに勤め、スーパーの店舗経営のノウハウを学びました。

遠藤社長は、その大手高級スーパーで働くことが好きでした。店長クラスになると、小ぶりで品の良い蝶ネクタイを与えられます。

30歳を超えて店長を任されるようになり、蝶ネクタイをつけて店舗に立つようになった遠藤社長は、このまま勤め続けたいと思っていたほどです。

それでも家業を継ぐことが既定路線で、大手高級スーパーに11年勤めた後、父の経営する会社に転職したのでした。

社長に就任してからは、これまでの地域密着、元気が売りといった印象を、少しだけイメージチェンジしたいと考えていました。

もともと勤めていた大手高級スーパーほどではないとしても、せめて社員たちに「お客さん」ではなく「お客様」という呼び方を定着させたい。威勢がいいだけでなく、サービスを強化したい。

そうでなければ、周辺のチェーン系スーパーと闘ってはいけないと思っていたのです。

遠藤社長は就任当初、講師を招いて、社内でマナー講座を実施するようにしました。

大手高級スーパーに勤めていたときにお世話になった方に講師を依頼しようと考え、幹部会議で提案しました。

ところが、幹部社員の反応が良くありません。

社員の意見を尊重したいと考えている遠藤社長は、幹部社員一人ひとりに問いかけてみました。

「社長がぜひやりたいなら、私は反対しませんけれども……」

「社員に声をかけて、時間を調整するのはけっこう難しいんですよね……」

まったく乗り気ではないことがわかり、「たしかに残業をしないようにしてもらっているのに、これ以上時間を捻出するのは難しいかもしれませんね」と、遠藤社長はさも納得したかのように頷いたのでした。

それ以降、マナー講座の話は、幹部会議で出ることはなかったのです。

＊　＊　＊

私は、遠藤社長の前職時代からの知り合いで、何度か食事にも行き、それまでの仕事ぶりや、お父様のことも聞いていました。

前述のマナー講座のときにも相談があり、知人の講師を紹介していたのでした。

久しぶりに再会した際、マナー講座のことが気になっていたので、何げなく話題にしてみると、遠藤社長はこう答えたのです。

「僕は提案したのですけど、社員の反応が良くなかったんですよ。前向きではないと言ったらいいんでしょうか……」

「社内で検討した結果、開催できなくなるのは仕方ないかもしれませんね。ただ、どうなんでしょう。マナー講座は社員教育の一環だったんですよね。それを拒否するのはちょっと気になりますね」

「社員たちはただ忙しいんだと思います。業務の効率化が優先かもしれません」

「忙しいからこそ社員教育を行って、お客様に良いサービスを還元することが大切に思いますよ」

「それはわかっていますが、僕は社員の意見を尊重したいんです。僕は社長ですから、自分の考えを押しつけることはできます。でもワンマン社長って、一番ダメだと思うんです」

「そうですね」

「うちは古い体質で、アカデミックな感覚が乏しくて……。でも5店舗のスーパーの社員たちが品良くお客様を迎えたら、ちょっといいなって思いませんか？」

「それは素敵ですね」

「マナー講座もまだやらないと決めたわけではありません。現在は様子見で、いつかやれたらと思うんです」

家業を継いだ2代目特有の苦労

一代で5店舗まで拡大した会長は、多くの人に頼られていたでしょうし、遠藤社長はその姿を幼少期から見て育っています。

会長は今も店舗に顔を出してはいますが、幸い遠藤社長のやり方に注文を付けたりはしません。遠藤社長に任せるという至極まっとうな態度で接していらっしゃいます。

一方、遠藤社長は控えめな性格で、「いらっしゃい、いらっしゃい」とダミ声が飛び交うようなスーパーの二代目にはとても見えない優男です。

「いずれ家業を継ぐから」と言って、経営やマネジメントの勉強も重ねていました。

ただ、思い描く理想の社長になるには、まだ自分に自信を持てていないようで、とくに年上の幹部社員にはどうしても強いことが言えません。

自信が持てないという心理は、親から会社を引き継いだ二代目に多い傾向です。こうした傾向は、ご自身が創業者であるという方にはあまり見られません。

自分が提供する商品やサービスに自信があって起業するのですから、自信ゼロという創業者は少ないでしょう。

しかし、２代目社長は先代が大きくした器に、社長としての経験がないまま、放り込まれるのですから大変です。生まれたばかりの赤ちゃんに、25メートル泳げるプールで泳ぎなさいと言っているようなものです。

何十年と重ねた歴史がある以上、素人のような失敗が許される時期は過ぎており、２代目社長には、失敗から学ぶ機会も少ないのです。

社員数でいえば１００名に満たない会社ですが、社員のご家族やパート、アルバイトまで含めると、２００名近い人生が遠藤社長にかかわっているわけです。

その重みを考えると、慎重になる気持ちも理解できます。

遠藤社長と話している限りでは、「先駆的なことに取り組みたい」「改革したい」「生き残りのためには自分たちが進化しなければいけない」と、とても前向きなことを話してくれます。

それでも、マナー講座も社員の意見に押されて開催できていないのですから、これまでのやり方を大きく変えられるとは、現段階では考えにくいように思います。

弱みを見せられないのは社長だから？

遠藤社長はお父様を尊敬していますが、どこかで「父には叶わない」と思っていたとしても不思議ではありません。

ただこれは、あくまで私の憶測です。

遠藤社長の口から「父には叶わない」といった言葉を聞いたことはありません。いかにすごいかという武勇伝を話してくれたことはありますが、お父様に対する劣等感や敗北感のようなことは口にしませんし、遠藤社長がそれを公言することはないでしょう。

社長としては半人前なのだから、経験の豊富な社員に頼れば良いじゃないかと思われるかもしれませんが、自分に自信がない社長が、自ら自分のダメなところをひけらかすことは難しいでしょう。

なぜなら、社長自身が「自分はダメなんじゃないか」と疑っているからです。

私は書店で、どんな本が流行しているのかと眺めるのが好きですが、本棚を眺めている

と、

「傷つかない、折れない心を育てる」

「他人と比較しない」

「自分らしさを認めるために」

といった言葉がタイトルに並ぶ本の多さに驚かされます。

世の中には生まれながらに自己顕示欲が強く、はっきりと自己主張する人もいますが、大学受験や就職活動、そして会社に入ってからは出世競争と、常に他者と比較され、自信がなくなってしまっている人も多いのだと感じます。

本当に傷ついている人に向かって「自信を持て」と言っても、あまり効果はないでしょう。

それでも私たちは前進していかなければいけません。

何かしらヒントになることはあるのでしょうか。

何があれば実行できたか？

2代目社長という立場でなくても、「ビジョンを誰もわかってくれない……」「思うように意見が言えない……」「努力しているのに不安が消えない……」といったジレンマを抱えている方もいるかもしれません。

もしそうであるなら左記の質問の答えを考えてみてください。

質問12

最近、社員や周囲の人たちとのやり取りのなかで、「丸くおさめた」と感じることは何ですか。

遠藤社長は、マナー講座を実施したいと社員に提案しましたが、「社員の反応が悪かった」「社員の時間を拘束するのは難しい」と判断したことで、提案を引っ込めました。

社員の反応を察して、自分の提案を引っ込めることで、その場を丸くおさめたのです。

質問13

丸くおさめたけれど、本当はどうしたかったのでしょうか。

そして、やりたかったことを実施すると、どんな喜ばしいことが実現したのでしょうか。

遠藤社長がやりたかったことは、マナー講座です。

そして、マナー講座をなぜやりたいと思っていたのかというと、従来の威勢の良い、言うなれば昔ながらのスーパーのイメージを払拭し、品格のあるお客様対応を強化することが目的でした。

これは、社長として会社の将来像、ビジョンを思い描いたとも言えます。

自社のビジョンを描き、それに向かって良いと思われる行動や、施策を取り入れる活動は、社長として当然のこと。逆に言えば、自社の将来に対して何も思い描くことがない社長のもとでは、誰も安心して働けないはずです。

ですから、丸くおさめず実行すれば良かったのです。

さて、あなたが丸くおさめたことは、本当はどうしたかったのでしょうか。

質問14

何があれば、そのやりたかったことは実行できたと思いますか。

遠藤社長は「社員の反応が悪かった」「社員の時間を拘束するのは難しい」と判断したことで、マナー講座を実行しませんでしたが、足りなかったのは、マナー講座を実施すための予算でしょうか。社員の時間でしょうか。

あなたがやりたかったことは、何があれば実行できたと思いますか。


ここで実行できなかった理由として、外的要因をあげているとすれば、その考え方をリセットする機会を持ったほうが良いかもしれません。

「社員の時間」「経費」「社員のやる気」などはすべて外的要因ですが、これでは実行できなかったことを他人のせいにしているとも考えられます。

遠藤社長がマナー講座を実施するために本当に必要だったのは、自分の主張を貫く「覚悟」だったのではないでしょうか。

「覚悟」は外的要因ではありません。心の中の問題、つまり内的要因です。

課題解決のポイントを外的要因に求めるのか、それとも内的要因に求めるのか。これによって、次の現実はまるで違ってきます。

「自灯明・法灯明」というお釈迦様の教えをご存知でしょうか。

これはお釈迦様が入滅される前に、弟子の阿難に言い残した言葉です。

お釈迦様は「私や他者を拠りどころにするのではなく、自らを灯とせよ。と同時に、仏の教えを示したダルマ（理法）を拠りどころとし、灯としていかなければならない」と説かれました。

他人を拠りどころにしていたのでは、その人がいなくなってしまったら、途方に暮れることになりますから、「自分を拠りどころとし、自分で歩まなければいけない」と諭されたのです。

他人のせいにせず、他人に依存しない。

起きたことをありのままに受け止め、心構えをしなやかにする。

そのために大切なことが「内なる仏性とダルマを頼りにする」ということです。

すぐに答えは出ないかもしれませんが、静かな時間を持ち、自分と向き合うことは、自灯明・法灯明のキッカケになるはずです。

PART4 社員のトラブルが尽きないのは、なぜ?

社員を家族のように大切にしているが……

大阪でマッサージ店を経営する三原社長は、社員を12名抱えています。

お店は駅前にあり、夜の21時までマッサージを受けつけていることもあり、客足は途絶えません。

「自分が会社勤めをしていたら、平日の夜遅くまで空いている、しかも駅のそばにあるマッサージ店に行きたいと思って、夜遅くまで営業することにしました」と三原社長。

閉店業務を終えて帰宅すると、0時をまわることもありますが、お客様に「体が軽くなった」「ありがとう」と言われることが心底嬉しいのです。

マッサージ師になったのは一日でも早く自立したかったからで、20代後半で独立してからは、お店を大きくすることに専念してきました。

「お客様に喜んでほしい」という一心で仕事に没頭してきたこともあり、常連さんも増え、売上は安定しているのですが、三原社長に「２店舗目を出したい」という考えはもうありません。

理由は社員のトラブルが絶えないためです。

最初のトラブルは、お店の売上に手を出されたことでした。

三原社長のお店は相場よりも給料は高く、「高待遇で社員を迎えている」という自負もあったのですが、売上から１０００円、２０００円と抜かれてしまったことに、三原社長はショックを受けました。

最初に売上が合わなかった日は、「自分の計算が間違っている」と思ったそうです。

しかし、それが何回か続いたことで、家族のように大切に思ってきた社員を少しだけ疑うようになりました。

それでも三原社長は、社員に直接問いただすことをしませんでした。

社長である自分が社員を疑っていると感じたら、社員はここに居づらくなる。社員は悲しむと思ったからです。

しかし、そう思って様子をうかがっていたある日、ひとりの社員が出社して来ませんでした。その社員は、マッサージ師ではなく、受付を担当していました。

小柄な女性で、面接では「両親が離婚しているので、経済的な理由から大学に進学できない。自活するためにとにかく働きたい」と話していたそうです。

彼女の境遇に、三原社長は自分の境遇を重ねたのかもしれません。

三原社長のご両親も、社長が小学校に入学した頃に離婚されています。

お母様は社交的で家を空けることも多く、自宅に帰って来ない日もあり、三原社長はひとりぼっちで夜を迎えました。

ひとりで夕飯を取り、布団に入る。小学生だった三原社長にとって、それは寂しいことでした。

そんな経緯もあり、経済的に苦労している彼女を支えたいと思っていたのでした。

＊　＊　＊

私のところに相談に来る日、三原社長は必ず手土産を持参してくれます。毎回流行しているお店のお菓子を持参してくれて、それがとてもおいしいのです。ときには朝早くに並ばないと買えない「幻のスイーツ」と呼ばれているお菓子も持ってきてくれます。


「先生に食べていただきたいと思って。これ、すごくおいしいんですって」

笑顔で話す三原社長に、私は聞いてみました。

「三原社長はこのお菓子、食べたことあるの？」

「ありません。ただ手土産でお渡しすると、みんな喜んでくださるので」


三原社長は、おいしいと評判のお菓子を自分で食べるために買ったことがないのです。いつも誰かのために何かしてあげたいと思っている。

三原社長は、いわゆる「いい人」です。

当初、三原社長は離職率を下げたいと相談に来られました。

ヒアリングをすると、三原社長のマッサージ店の待遇も良く、アットホームな職場だと感じました。でも、高待遇でアットホームにもかかわらず、どうして離職率が高いのか。

最初は理由がわかりませんでした。

「社員は家族みたいなものです。専門学校を卒業して、すぐに入ってくる子たちは20代前半で、その子たちを親御さんから預かっているも同然ですから、マッサージ師として一人前にしなければ申し訳ないと思っています」

三原社長は熱心にそう話します。


社員思いの社長のもとで働く社員は幸せだと思いつつも話を聞くうちに、「あれ？」と思うことがありました。

それで三原社長の生い立ちを聞いてみると、辞めた社員の生い立ちと、少なからず重なる部分があることに気づいたのです。

社員の生い立ちに対して思い入れはあるのかと聞くと、「そんなふうに考えたことはなかったです」と三原社長は答えました。

優秀な人は、自店には合わない

三原社長のお店はとても繁盛していましたし、高待遇であることから求人の募集を出せば応募が来ました。なかには経験も十分で、人柄も申し分ない人もいたそうなのですが採用していません。

優秀な人を採用したいと思うのが自然な心理だと思いますが、三原社長は、優秀な人を採用することに、まるで意欲的ではないのです。

「優秀な人に来ていただけたら、ありがたいんです。でも、私のお店で優秀な人に来ていただくのは申し訳ない気持ちがあります」

三原社長のカウンセリングをすることになってから、私は三原社長のお店でマッサージを受けてみることにしました。実際にどのような様子なのかを自分でたしかめる必要があると思ったからです。

担当してくれた社員のＳさんはマッサージの腕は悪くないのですが、決して愛想が良いとは言えない感じでした。

肩がほぐれてすっきりしたのですが、それでも愛想の乏しさは気になりました。それでで三原社長にSさんのことを聞いてみると、

「Sさんはすごく人見知りなんです。中学、高校と引きこもっていたみたいで、マッサージなら人と話すことが少なく働けると思って、専門学校に入ったようです。それでもうちに来てから、かなり良くなったんですよ」

なるほどと納得はしましたが、だからといって最低限の愛想は必要でしょう。過去に引きこもっていて、人見知りがあるとしても言い訳になりません。

Sさんはお客様だけでなく、他の社員に対しても愛想がないようで、普段もあまり交流がなく、報告業務も怠りがちなようです。

勤務を交代した他の社員から「何も聞いていない」と怒られることもあるようで、そんなときでも顔色ひとつ変えずに、マイペースにふるまっているようです。

「笑顔でマッサージすれば、Sさんのファンが増える。お客様からご指名があれば、指名料だってプラスされて、お給料も上がるんだよと言っているのですが、やっぱり笑顔が苦手みたいです」

ダメな子どもは、優秀な子どもよりもかわいいなどと言いますが、三原社長も愛おしそうにSさんの話をしています。

ただ、三原社長がどんなにSさんを思っていても、社員同士のトラブルが起こることに対しては悩んでいるようでした。

なぜトラブルが尽きないのか。

三原社長は、自分が社長として信頼されていないから、トラブルがなくならないと思っています。

「社長は親みたいなものだから、もっと頼ってくれたらいいと思います。もっと素直に自分の思いをぶつけて来てほしいんです。どうして私に何でも言ってくれないんでしょうか」

三原社長は悔しそうに目を潤ませていました。

相手を満たしたいのは、自分が満たされたいから

私は三原社長のお店で働く社員のプロフィールを教えてもらいました。

現在、真面目に働いているなら、その人の過去に何があったのかは一切関係ありませんが、売上を抜かれたり、トラブルが起きたりという問題がある以上は、何かしら原因があるのではないかと思ったのです。

そこで私は気がつきました。

三原社長のマッサージ店で働いている社員たちは、とにかく稼げる仕事に就きたいという思いでマッサージ師になった人が大半でした。

手に職をと考えれば、マッサージ師という選択が悪いわけではありませんが、愛情深く、お客様をとことん大事にする三原社長の思いからは距離があるように感じます。

履歴書を見ると、他のマッサージ店を転々としている社員も多く、入社して数カ月で退社することを繰り返している人もいました。

以前の勤め先と同じように、すぐに辞められては困りますし、他の社員とトラブルになっ

ても困るので採用には慎重になるように思いますが、三原社長は採用しています。

三原社長は自分の過去の経験から、「誰にも頼れない人」「寂しい思いをしている人」「苦労している人」といった人に、つい肩入れしてしまうのでしょう。

小学1年生でご両親が離婚され、つらかった自分。

誰にも頼れないから、一日も早く自立しようと仕事に夢中になった自分。

そうした自分の過去と重なる経験をしている社員に、思わず肩入れしてしまうのです。

その悲しみに同調し、自分だけは絶対に裏切らない存在として、思い切り甘えてほしいと思っているのです。

なぜなら、誰かに甘えたかったときに、甘えられる人がいなかったからです。

つまり、三原社長は社員から頼られることで、自分の満たされなかった気持ちを満たそうとしているのです。

テレビ番組で、少年院に入所した経験のある人を採用し、何人も更生させている会社の社長のインタビューを見たことがあります。

仕事を持ち、安定した収入があることは、再び非行に走らないストッパーの役割を担ってくれます。これは、とても大事な社会貢献にもつながる活動です。

しかし、人を更生させることは生半可な気持ちではできません。

誰かの人生を受け止めるにはタフでなければ難しく、心を鬼にして挑まなければいけないことも多いはずです。

そして目指すのは、更生した後の自立です。

社長に助けてもらわなくても、自分の足で立って生きていける自立心を養うことが目的であり、より良い未来が待っているならば、その場から巣立つことが目標になります。

しかしながら、三原社長は社員に家族のように深い愛情を注いではいるものの、自立は望んでいません。

いつまでも自分のそばにいて、頼りにしてほしいと思っているのです。

「渇望の記憶」が関係性のバランスを崩す

三原社長と同じように、社員のトラブルが起きているのならば、少しこれまでの経緯を振り返ってみましょう。

質問15

しこりを残して去っていった社員は、どんな理由で辞めていきましたか。なぜ社員は辞めていったのでしょうか。ひとつひとつ思い出してみましょう。社員が起こしたトラブルの数々は、あなたの責任だったのでしょうか。自分では予想もしなかったことが起きませんでしたか。

質問16

その社員から言われたこと、社員の取った行動で、あなたが傷ついたり、嫌だと感じたりしことはどんなことだったでしょうか。

その社員は、直接あなたに意見したでしょうか。何も言わずに去ったとするなら、そのときの気持ちを思い出してみてください。

おそらくあなたは、人の感情の動きにとても敏感です。「ちょっと態度が変だな。そっけないな」といった社員の異変を少なからず感じ取っていたはずです。

その言動を通して、あなたがどんなことを嫌だと感じたり、悲しんだり、傷ついていたのかを見つめ直してみます。

質問17

あなたは人から何と言われることが一番うれしいですか。


「ありがとう」「助かったよ」「頼りにしています」。

そんなふうに言われると、誰だってうれしいものです。

ただ、他者からのあたたかい言葉がもらえなかったとして、そのときのあなたの言動は、本当に他の人の役に立っていなかったのでしょうか。

私たち人間は、感情によって言動が変わる生き物です。

そのとき、たまたま「ありがとう」を言いそびれたことだってあるかもしれません。

そして、そもそも誰かに「ありがとう」と言われなければ、仕事にやりがいを感じられないのでしょうか。そんなことはないはずです。

「喜ばれた」「役に立った」と実感できなければ、やりきれない気持ちが生じてしまう、寂しいと感じてしまうということであれば、それは他者の評価に依存している可能性があります。


たとえば、三原社長は福利厚生を手厚くし、社員を大切にしていました。しかし、そうした気持ちに関係なく、社員は辞めていきました。

いっけん、三原社長は報われていないように思えますが、本当にそうなのでしょうか。

社員に与えた愛情は、本当に必要とされていた愛情だったのでしょうか。

三原社長の愛情と、その愛情に対して仕事でお返しをする社員の愛情のバランスが取れていたとしたら、おそらくトラブルを起きていないでしょう。

バランス良く愛情をコントロールできなかったのは、根底に自分が幼少期から愛情面で満たされなかったという「渇望の記憶」があるからです。

満たされた記憶がないために、他者に愛情を傾ける際、どの程度与えたら良いのかがわからず、思いっきり与えてしまう。思いっきり与えるので、それに対するフィードバックが乏しいと、がっかりしてしまうのです。

愛情とは与える側と受け止める側がいて、はじめてバランスを保てるものです。

自己犠牲の精神では、健全なバランスは保てません。

PART 5 起業の準備が一向に進まないのは、なぜ？

起業の準備が一向に進まない

石井さんは起業を目前に控えていました。

起業を目前に控えているといっても、起業を決意したのは、かれこれ1年近く前のことです。

特段厳しい申請をクリアしないと営業許可が出ない職種ではありませんが、なかなか起業にたどり着けません。

その理由は、石井さんの共同社長にあたる男性が、起業に向けた準備を進めないことにありました。

共同社長にあたる男性とは、石井さんが以前働いていた職場で知り合いました。取引先の社長だった人で、2人はお酒が大好きということもあり、すぐに意気投合して飲みに行く間柄になったと言います。

念のためにお伝えしますが、石井さんと共同社長の間に恋愛感情はありません。共同社長は子どもが大好きなマイホームパパで、石井さんは離婚したばかりですが、結婚はおろか恋愛もこりごりだと言っています。

そんなことよりも、自分の第二の人生を築きたい。そのための起業なのだと石井さんは力説します。

「共同社長は私なんか女として見ていないから、余計な心配がいらないんです。やっぱり共同社長になるなら、男女の関係とか抜きにして対等でないと無理！　対等な関係だからこそ共同社長なんですから」

石井さんはガハハと笑いました。

たしかに共同社長になるなら、フェアな関係であるべきですし、そもそもで言えばビジネスに男性も女性も関係ないはずです。

ですが、起業の準備は進みません。その原因は、石井さんにもありました。自分の思っていることを共同社長に強く言えないのです。

共同社長が代表を務める会社と連携を取りながら、起業に向けて進めなければいけない作業が後手後手に回っていることに対して、石井さんは強く意見できません。

だから、以前勤めていた会社を退職し、起業に向けて準備万端の石井さんは、一歩も進めず悩んでいるのです。


石井さんは高校を卒業後、メーカーに就職しました。

非常に成績の良い営業だったようです。女性初の管理職にという話もあったそうですが、28歳のときにできちゃった結婚をしてからは、自分が思い描いていたキャリアから少しだけ距離ができてしまったと言います。

それでも、次に転職した別のメーカーでも優秀な成績を残しています。

起業は50歳を目前に控えた石井さんが、第二の人生を力強く踏み出すための新天地だったのです。

ピシっとパンツスーツを着こなし、洗い立てのショートカットでさっそうと歩く石井さんは、傍から見ると典型的なキャリアウーマンです。

自他共に認めるサバサバした性格で、「私のことなんか誰も女だと思ってない」が石井さんの口癖です。

そんな性格にもかかわらず、共同社長には何も言えません。もっと言えば、石井さんは男性に対してはっきりモノが言えないタイプの女性なのです。

＊　＊　＊

石井さんは先に起業した先輩として、私に相談したいと思ったようです。私が答えられる範囲なら相談に乗りたいと思い、喜んで相談を受けました。

ところが、石井さんから起業を考えていると聞いたのは、かれこれ1年近く前。起業するという話を聞いた段階から相談に乗っていますが、話が一向に進みません。

「困ったわね」

そう言うと石井さんは、

「困りましたね～」

と言って笑いました。

笑っている場合じゃないのよとたしなめてから、なぜ起業にたどり着けないのか。その理由を2人で考えました。

考えましたと書きましたが、その理由はもう分かっています。

先に述べたように、共同社長にあたる男性が、起業に向けた準備を進めないからです。石井さんにとっては第二の人生をかけた起業ですが、共同社長にとっては、そこまでの思い入れはないのでしょう。

話を聞いてみると、もともと起業を持ちかけたのは、共同社長だったと言います。いつものように2人で飲んでいるときに、共同社長が、「石井さんの営業力があれば、必ず成功する」と言ったことがきっかけで、起業しようと盛り上がったそうです。

そして、石井さんは会社を退職しました。

ちょうどその頃、20年連れ沿ったご主人との離婚も成立しました。新しい門出になるはずだったのに、なぜかうまくいきません。

「女性だから」と言われて

メーカーに勤めていた石井さんは、営業担当として仕事に没頭してきました。営業成績はかなり良かったようです。今でこそ性別に関係なく仕事の成果が評価される時代になりましたが、石井さんがメーカーに入社した頃は、女性はお茶くみやコピー取り程度の仕事をしていればいいという雰囲気が残っている時代です。

石井さんは女性だからといってバカにされたくない、平等に扱われたいと思い、猛烈に努力しました。

そんな石井さんを疎ましく思う上司もいたようです。

業務連絡が石井さんにだけ来ないなど嫌がらせも受けたようですが、「結果さえ出せば認めてもらえる」と、歯を食いしばって耐えた石井さんは、どんどん頭角を現していきます。

数字を取ってくる石井さんに、露骨な嫌がらせをする上司もいなくなり、そろそろ課長に昇進という話が出始めたころ、妊娠したことがわかりました。

石井さんが28歳のときです。

結婚する予定もなかったので、もちろん相手をご両親に紹介してもいませんでした。子どもを授かったということで、とくにお父様は大激怒だったそうです。


「仕事ができるようになったといい気になったか？」

「子どもはどうするんだ。育休に入ったら働けないんだぞ」

「会社だって困るだろう。だから女性は管理職なんか無理だ」


石井さんのお父様は、女性は専業主婦になるのが当然だと考えている昔気質な人なので、石井さんが働くこと自体、良く思っていなかったようです。

石井さんのお母様はもちろん専業主婦ですから、石井さんが20歳を迎えるとお見合い写真を持ってきては、事あるごとに早く結婚することをすすめました。

そうしたご両親への反発もあったのだと思います。

石井さんは高校を卒業後にメーカーに就職しました。大学に行けないなら、働いて自立するしかないと思った石井さんは死に物狂いで働きました。

だからこそ営業成績も良かったわけですが、お父様の理想とする女性像からはどんどん離れていきます。

親子関係はうまくいっていませんでした。

お母様もこれまた昔気質な人で、お父様には一切反抗しない、お父様の言いなりだったと言います。

妻として、母親として、お父様の言うとおりに動かなければ、お母様も容赦なく怒鳴られていました。石井さんの幼少期の思い出の中には、お母様がお父様に怒られている姿がはっきりと残っているようでした。

「お母さん、いつも怒られていたんですよ。おかずが足りないとか、そういうことでも怒られるんですから。お母さんの幸せって何だろうと、いつも考えていました」

予想していなかった妊娠に戸惑った石井さんに追い打ちをかけるように、もう一つの苦難がのしかかります。

お相手の男性が浮気をしていることがわかったのです。

さらに言えば、浮気相手の女性は同じメーカーに勤めている女性でした。

「私とは正反対というか、女の子らしい人。男性が守ってあげたいと思っちゃうような女性なんです。私は女性らしくないから、やっぱりそっちがいいよねと思っちゃって……」

笑いごとではない話を、石井さんは笑いながら話します。

妊娠がきっかけで結婚を考えていた相手が、同じ職場の女性と二股をかけていたという事実。

石井さんは迷いました。

誰にも相談できなかった石井さんは、お母様に相談したのです。するとお母様は、

「男の浮気くらいで別れるなんてバカらしい」

「浮気されるのは、お前にも原因がある」

そう言って、結婚をすすめたそうです。結局石井さんは、その男性と結婚しました。

スタートは波乱に満ちていたかもしれませんが、結婚することで丸くおさまればめでたしめでたしなのですが、そうはいきませんでした。

結婚後もご主人は浮気を繰り返し、しまいには家に帰って来なくなりました。浮気相手の家でご主人は暮らし、自宅に帰ってこなくなったのは、結婚して3年が経ったあたりか

らだと言います。

籍は入っていても、石井さんと旦那さんは15年以上、別居状態でした。それでも会社でご主人と顔を合わせます。もっと言えば、浮気相手の女性もいます。いたたまれなくなった石井さんは転職しました。

つらい思いを強いられたのは石井さんであり、ご主人とその女性の開き直った態度に驚かされますが、何も言えなかった石井さんは、自分から会社を去ったわけです。

息子さんの運動会などは来てくれますが、夫婦間のやり取りはまるで業務連絡のようだったと石井さんは言っていました。

息子さんも父親はいないものだと思って生活していたようです。

別居生活が始まって1年後、浮気相手にも子どもができました。石井さんは絶望的な気持ちになりましたが離婚はしませんでした。

「親のいない子どもはかわいそう。お前が我慢すればいい」

お母様の言葉がグサリと響きました。

言いたいことが、どうしても言えない

「女性だからダメ」

「女性が我慢すればいい」

ご両親に決めつけられ、別居状態になっているご主人に対しても、15年以上も何も言わず、慰謝料を取って決着をつけようとしなかった石井さんの話を聞いていると「大丈夫なのかな」と心配になります。

でも、目の前にいる石井さんは、すごくしっかりした人に見えます。

あっけらかんと自分の人生について語ってくれますが、おそらくつらさや悲しさに浸っていたら、仕事と子育てを両立しながら働いてなどいられなかったのでしょう。

ご主人は帰って来ることがなく、ご両親とも疎遠になった石井さんは、まさに女手一つで息子さんを育ててこられました。

息子さんが成人したことも手伝って、私に相談されたことをきっかけに、別居状態のご主人に離婚してほしいと伝える踏ん切りがついたそうです。

旦那さんは浮気していた女性と事実婚状態になっていたわけですから、代理人を介して送った離婚届に何の異論もなく印鑑を押して戻してきました。

離婚届を出すべきかどうか、石井さんは15年以上考え悩んできたのに、トントン拍子に離婚の手続きは進みました。

あっけないくらい何の問題もなかったそうです。

「離婚がこんなに簡単なことだったなんて驚きました」

石井さんはそう言いました。

身辺整理を終えた石井さんは、晴れて社長になり、第二の人生を歩むはずでした。これから社長になるわけです。

営業の第一線で活躍してきた石井さんですから、仕事の厳しさは理解していると思います。だからこそ、泣き言を言っていられないと考えているようです。

「共同社長に準備を急いでもらうように言うのは、泣き言でも何でもないんですよ」

「そうなんですけど……」

「これから一緒に事業をしていくんだから、言うべきことはちゃんと言わないといけませんよね。ディスカッションできないと難しいんじゃないかな」

「それはわかっているんですけどね……」

「思っていることをうまく言えないのは、どうしてなのかしら？」

「ちゃんと伝わるかなと思うと、誤解されるよりは黙っておいたほうがいいと思っちゃうんです……」


石井さんに限らず、自分の言いたいことをはっきり言えない人は多いのではないかと思いますし、同様の相談を数多く受けてきました。

円滑なコミュニケーションの基本は、お互いに気持ちを伝えあい、相手を理解することですが、石井さんは共同社長にそれができていません。

そして、元ご主人が勝手に家を出て行ったにもかかわらず、愛情が残っているという理由ではなく、お母様に「お前が我慢すればいい」と言われたことで、15年以上も我慢してきました。

妻と子どもを捨てて出て行った元ご主人ですから、もっと早い段階で離婚を申し出ても受け入れたでしょう。石井さんは慰謝料も何も請求していません。

元ご主人にしてみれば、何もかも都合がいいように感じます。

子どもの頃はお父様から、「女だから大人しくしていろ」と言われ、就職すれば「女性のくせに」と扱われ、元ご主人から女性として扱われなかったと感じている石井さんは、男性から自分を認めてもらえないように感じ、いつしか自分の思いを伝えることに躊躇するようになったのかもしれません。

自分がひとりの人間として対等に向き合ってもらえた自覚がないまま、50年近く生きてきたので、今さら何を伝えても、自分の意見に耳を傾けてもらえるはずがないと、どこかで思い込んでいるのでしょう。

感情の起伏を数値化してみる

石井さんのように、相手に対して自分の意見を言えない場合は、どこかで自分の感情を押し殺しているはずです。

他人に自分の意見を言えなかったとしても、自分の思いはどこにあるのかをしっかりと確認しておくべきです。

自分の感情はどこにあるのか。少し振り返ってみましょう。

質問18

この1週間の感情の起伏を数字で表してみましょう。

うれしかったことはありましたか。逆につらかったり、悲しかったりしたことはありましたか。

平穏なときの感情をゼロとして考えた場合、そのうれしかったことは＋（プラス）で、つらかったり、悲しかったりしたことを－（マイナス）で数値化すると、どの程度だったたでしょうか。

それぞれマックスを（＋、－）5として、各5段階でその感情の度合いを数字に落とし込んでみましょう。

質問19

書き出した出来事、状況をくわしく書き出してみましょう。

この1週間に起こった出来事をゆっくり思い出し、思い出せる限りのことを書き出してみてください。

たとえば「仕事でミスをした」という悲しかったことがあったとします。

そのときにどんな気持ちだったでしょうか。

自分がこの程度の仕事でミスをしたことが悔しくて悲しくなったなど、「誰に」「何を言われて」「どう受け止めたことで、自分の感情が動いたのか」といった、感情の動きを細かく書き出してください。

質問20

あなたの感情が動くのは、どんなときですか。

質問18で感情の起伏を数値化しました。

平穏な感情のときをゼロと考え、上の軸に「楽しい」「嬉しい」といったプラスの感情を並べ、下の軸に「悲しい」「苦しい」「悲しい」といったマイナスの感情を並べてみます。

すると上の軸と下の軸、どちらに多く感情が動いているでしょうか。

それから、どんなときに「楽しい」と感じ、どんなときに「悲しい」と感じるかの傾向も見えてくるのではないでしょうか。


自分はこんなときに、「一番嫌な気分になる」「この誉め言葉はうれしい」といった自分の感情の傾向が見えてきたらベストです。

普段人前で口にはできていない、自分の本心を認識すること。

認識できたら、たとえすぐに言えるようにならなくても、「この状況で自分はこんなふうに感じて、傷ついている」ということを意識していきます。

大事なのは、人に言えなかったとしても、自分の感情の起伏をなかったことにしないことです。

そして自分がもっとも楽しい、うれしいと感じる言葉に置き換え、言いにくいことを伝えるようにしてみる。

もっとも居心地のいい場を選んで、リラックスした状態で気持ちを伝えるようにしてみる。

そうすることで、少しずつですが自分の意見を言葉にできるようになります。

この自分の感情の動きを振り返る作業は、1カ月でも6カ月でも、それから1年ごとでも試してみてください。

感情の歴史を振り返ってみると、自分のことを冷静に見つめ直すことができるようになります。

Habit

社長の心を整える

Habits that heal the mind

第3章

外側からの施策を打ちつつ、
それと同時にさまざまな質問を
自分自身に投げかけて、
内側を整えていきましょう。

どんな現象が起きている？

前章では５人の社長の実例をもとに、心が生み出すさまざまな現象についてお伝えしました。

ここまでお読みいただければ、社員がすぐに辞めてしまうことや指示しないと動けないこと、ホウレンソウがないことなどは目の前に現れた現象に過ぎず、問題の本質ではないことをおわかりいただけるのではないでしょうか。

私の経験から小さな会社の社長が目にしている現象を分析してみると、およそ次のようなことがあります。

・優秀な社員がいない
・チームワークが悪い
・社員とのコミュニケーションが取れない
・社員の意識や意欲が欠如している

・社員の育成ができない
・商品開発力が低い
・売上が伸びない
・運転資金が不足している
・資金繰りができない
・コストがかかり過ぎている

こうした現象に対して、どうすれば優秀な社員が来てくれるのか、どうすればチームワークが良くなるのか、どうすればうまくコミュニケーションが取れるのか、どうすれば……というベクトルだけで考えるので社長の悩みは尽きません。

目の前に現れていることばかりを見るのではなく、社長自身の内側も見つめていく必要があります。

外側を見ることと内側を見ることは、車の左右のタイヤのように両輪です。

本来どちらも欠くことはできないものですが、つい目の前の現象を解決することに意識は向かいがちなのです。

でも、これまでお伝えしたとおり、それだけでは問題の根源にたどりつけません。

デザイン会社を営む島津社長が目にしていた現象は、社員がすぐに辞めてしまうということでした。

工務店の片岡社長が目にしていた現象は、右腕と期待した社員が辞めてしまうということでした。

老舗スーパーの2代目である遠藤社長が目にしていた現象は、自分の考えや意見が社員に受け入れられないということでした。

マッサージ店の三原社長が目にしていた現象は、社員のトラブルが絶えないということでした。

そして、共同社長とともに起業を考えている石井さんが目にしていた現象は、一向に準備が進まないということでした。

怒りや悲しみなどの感情があると、目の前に現れている現象について正しく認識できなかったりするのですが、まずは「どんな現象が起きているのか」を正しく認識することが大切です。

「ノルマを達成できないヤツばかりだから売上が伸びない」「アイツがいるせいで、会社がひとつにまとまらない」などと感情に流されていると、色メガネをかけて事実を捉えることになってしまいます。

ですから、本書でお伝えしているような質問を自分に投げかけ、思い込みに気づいていく必要があります。

そのうえで、マネジメントやマーケティングなど外側からの施策を打ちつつ、さまざまな質問を自分自身に投げかけ、内側からの施策を打って問題の根源を見つけ、それを解決していくようにします。

質問21 あなたの目の前には、どんな現象が起きているでしょうか。感情を切り離し、正しく認識してみてください。

質問22 自分に見えていないことがあるとしたら、それは何だと思いますか。

自分で気づくまで気づけない

デザイン会社を営む島津社長で言えば、社員がすぐに辞めてしまうという現象について、自分自身の口癖や意識、普段の感情などを頼りに、どんな思い込みがあるのかを探っていきました。

自問自答を繰り返すうち、島津社長は自分には見えていないことがあると気づいたのです。それは無意識のうちに「自分で何でもできる」「自分が頑張れば良い」と考えていたことです。

この考えそのものが悪いわけではありません。

ただ、この考えが自分のすごさを社員に誇示することになっているので、裏を返せばそれは「自分以外のことは誰も認めていない」ということにもなっていたのです。

島津社長は、そのことに気づいたのでした。ただ、これに気づくまではどう考えていたかというと、

「自分は社員のことを信頼している」

「自分が頑張れば、社員に無理をさせないで済む」

「社員に無理をさせない自分は、理解のある社長だ」

というように思っていたのです。これが色メガネの正体です。


マッサージ店の三原社長で言えば、社員のトラブルが絶えないという現象について、どんな思い込みがあるのかを探っていった結果、自分の過去を社員に重ね合わせていることに気づいたのでした。

最初は、両親が離婚してつらかったことや誰にも頼れないと思っていたことなどを、社員に投影していると気づいていなかったのです。

だから、癖のある人を採用したり、親身になって相談に乗ろうとすることは、社員のためだと思って疑っていなかったのですが、それらは求められていることではありませんでした。


島津社長や三原社長のように、自分自身で思っていることと社員が思っていることにズレがあるというのは何も珍しい話ではありません。よくある話です。

怖いのは、そのズレについて誰かが指摘したとしても色メガネをかけているので、なかなか受け入れられないことです。

自分のことを否定されていると感じてしまいますし、指摘しているのが社員であったりすると「反発している」と感じることすらあります。

つまり、自分で気づくまでは永遠に気づけないのです。

苦しいですが内側に目を向け、問題の根源を見つけていくことは自分で取り組んでいくしかないとも言えます。

では、そのためには何が必要かと言えば、心を落ち着けることです。

私は、上田宗箇流のお茶を主人と学んでいます。

そのお茶会で、濃茶のお点前を家元がされる様は、まさに五感すべてが研ぎすまされている状態です。

家元のお点前の動作には、何ひとつムダな動きがなく、まるでその場のエネルギーを整えていくようでした。「呼吸が整う」とは、こういうことなのだと実感した瞬間でした。

それ以来、私も音を消し去って、静寂の中で呼吸を整えるようにしています。

こうした時間を取ることを大切な日課としているのです。

私の場合は静寂の中で呼吸を整えることですが、自分と向き合うことができるのであれば、その方法は入浴でも散歩でも、アロマでも読書でも、一人旅でも瞑想でも何でも良いでしょう。

最近は、Ｇｏｏｇｌｅやインテルといった企業も自己と向き合い、ストレスを軽減することで生産性を向上させるためにマインドフルネスに取り組んでいます。

マインドフルネスとは、今の気持ちや身体状況をあるがままに受け入れる習慣を身に着けることで、欧米では医療や教育、ビジネスの場でも実践されているのです。

薫重《くんじゅう》という言葉があります。

その意味は「ものに香りが染みついて、いつまでも残るように、自らの行為が習慣となって心に残ること」ということですが、「思い出したときにやる」「つらくなったらやる」というのでは、気づけません。

ぜひ、自分流のマインドフルネスを見つけて、自分と向き合うことを習慣にしていきましょう。

質問23

あなたがストレスなく自分と向き合うためには、どんな環境、どんな状況がベターだと思いますか。また、実践するためにはどうすれば良いでしょうか。

あなたの大将心得は?

社長の仕事は、悩むことだと言う方がいます。

さまざまな考え方、価値観を持つ社員を抱えて、厳しい競争にさらされながら、会社を経営していくわけですから神経がすり減ることもあると思います。

また、会社というのは問題がひとつ解決しても、すぐにまた新たな問題が出てくるものです。そして、それは最初の問題よりも、さらに難しい問題になっていることも珍しくないのです。

しかし、考えてみると、社長になるためのトレーニングがあるわけではありません。社長になって初めて経験することが、山のようにあるのが現実です。

ですから、どんなに優秀であっても判断を誤ってしまったり、思うような結果にならなかったりすることもあるでしょう。

大きな責任を背負いながら、プレッシャーに耐え切れず、「自分は社長に向いていないのかも……」と思うこともあるかもしれません。

悩みはないに越したことはありませんが、捉え方を変えれば、日々の悩みというのは成長するためのチャンスとも言えます。

最初から社長に向いている人などなかなかいませんから、社員への愛情や成長を願う思いとともにステップアップしていただければと思います。

最後に、私の尊敬するマザーテレサの言葉を愛を込めて送ります。

大切なのは、どれだけ多くを施したかではなく、
それをするのに、どれだけ多くの愛を込めたかです。
大切なのは、どれだけ多くを与えたかではなく、
それを与えることに、どれだけ愛を込めたかです。

それでは、最後の質問です。

質問24
　左記は、徳川家康が書いた「大将心得」です。あなたの大将心得を書き出してみてください。

大将心得

大将というのは敬われているようで
絶えず家来に落ち度を探られているものである。
恐れられているようで侮られ、
親しまれているようで憎まれている。
だから大将というのは
勉強しなければならないし、
礼儀をわきまえなければいけない。
いい家来を持とうと思ったら、
自分の食を減らしても

家来にはひもじい思いをさせてはいけない。
家来というのは録でつないではいけないし、
油断させてもいけないし、
近づけても遠ざけてもいけない。
家来は
惚れさせなければならない。

巻末付録
質問一覧

質問1

あなたは普段どんな言葉を使っていますか。

質問2

その言葉は、どんな思い込みの現れだと思いますか。

質問3

質問2で書き出した思い込みは、今現在どんな問題を引き起こしていると思いますか。

繰り返し起きている問題は何でしょうか。

質問4

あなたは、どんな感情のときが多いですか。また、その感情がつくり出している現実は、あなたが本当に望んでいる現実でしょうか。

質問5

あなたが「まわりに合わせて違和感があったもの」「世間一般の常識に違和感を持ちつつ、何となく合わせてきたもの」は何でしょうか。書き出してみましょう。

質問6

他人から言われて「うるさい」「面倒だ」と思ったことは、どんなことでしょうか。

質問7

なぜ、あなたは「うるさい」「面倒だ」と思ったのでしょうか。その理由を考えてみましょう。

質問8

あなたにとって一番大切なものは何ですか。あなたが一番失いたくないものは何でしょうか。

質問9

ナンバー2やナンバー3が辞めていくという経験はありますか。その方たちは、なぜ辞めてしまったのでしょうか。

質問10

その方を採用したとき、採用の決め手は何だったでしょうか。どんな素養を見込んだのでしょうか。そして、その素養は発揮されましたか。

もし、うまくいかなかったとするなら、その素養を発揮してもらうには何が足りなかったのかも考えてみましょう。

質問11

あらためて、その方が辞めた本当の理由は何だったと思いますか。

質問12
最近、社員や周囲の人たちとのやり取りのなかで、「丸くおさめた」と感じることは何ですか。

質問13
丸くおさめたけれど、本当はどうしたかったのでしょうか。

質問14
何があれば、そのやりたかったことは実行できたと思いますか。

質問15
しこりを残して去っていった社員は、どんな理由で辞めていきましたか。

質問16

その社員から言われたこと、社員の取った行動で、あなたが傷ついたり、嫌だと感じたことはどんなことだったでしょうか。

質問17

あなたは人から何と言われることが一番うれしいですか。

質問18

この1週間の感情の起伏を数字で表してみましょう。平穏なときの感情をゼロとして考えた場合、5段階評価で考えてみてください。

質問19

書き出した出来事、状況をくわしく書き出してみましょう。「誰に」「何を言われて」「どう受け止めたことで、自分の感情が動いたのか」といった感情の動きを細かく書き出してください。

質問20
あなたの感情が動くのは、どんなときですか。

質問21
あなたの目の前には、どんな現象が起きているでしょうか。感情を切り離し、正しく認識してみてください。

質問22
自分に見えていないことがあるとしたら、それは何だと思いますか。

質問23
あなたがストレスなく自分と向き合うためには、どんな環境、どんな状況がベターだと思いますか。また、実践するためにはどうすれば良いでしょうか。

質問24

あなたの大将心得を書き出してみてください。

おわりに

「もしも、あなたがあと1年の命だとしたら、どう生きたいですか？」

こんな究極の質問を自分に投げかけたことがありますか。

私がこの質問を真剣に考えたのは2008年のことで、ガラリと人生を変えることになった年でした。

その年まで私は組織にいて、夢に日にちを付け、1年を逆算して走っていました。

今から思えば、それはそれで素晴らしい経験でしたが、ストレスで夜も眠れなかったり、身体が不調になったり、交通事故に遭ったりと、かなり無理をしていたように思います。

そのときに出会ったのが、この質問だったのです。

この質問を自分にしたとき、今まで忙しさを言いわけにして、やりたくてもやってこなかったことをしようと思いました。

大切な家族、お世話になった方々にも、もっと感謝の言葉を伝えたいと思いました。

そして、次世代の子どもたちのために何かを残していける自分になりたいと思ったのです。

そこからは、本書でもお伝えしたような質問を自分に投げかけて、どんどん突き詰めて、突き詰めていきました。

その結果、1年後にいない自分が清々しいしなやかな心で、目の前のことにどれだけ心を尽くしていけるかが大切だと気付いたのでした。

ここまでお読みいただき、ありがとうございました。

あなたの人生がさらに麗しくなりますように。

名合禮歩

著者略歴

名合禮歩

メンタルカウンセラー。政治家の父のもとで育ち、経営者の夫の姿を通して、誰しも人に言えない悩みや孤独を抱えていることに気付く。また、13年間、食品代理店として年商１億の実績を出すも、人間関係の難しさに悩んだことから、心のこと、自分を認める生き方を探求。

アクティブブレインセミナーとの出会いで「脳の使い方」を学び、自らも講師となり、成功哲学の考え方だけでなく、マイナスの感情、マイナスの思い込みを外し、ありのままの自分を認める生き方へと変えたことで人生が大きく好転する。その経験を多くの人に伝えるために、さまざまなセミナーやイベントを行い、これまでに１万人以上を動員。

2009年より、メンタルカウンセラーとして本格的に活動開始。経営者、医者、整体師、美容室や飲食店のオーナー、サラリーマン、OL、主婦まで、幅広い層のカウンセリングを2000件以上実施。

現在、株式会社ハーモニアリンクコミニュティ代表取締役。一般社団法人　未来創成学院代表理事として「一般社団法人　未来創成学院」を立ち上げ、地域の問題を解決し、ふるさとを大切にする中高生の支援・育成を行っている。

社員のことで悩んでいる社長の心を整える力

発行日	2020年1月25日　第１刷発行
定　価	本体1500円＋税
著　者	名合禮歩
協　力	吉川ゆこ（マスタード協会）
デザイン	涼木秋
発行人	菊池 学
発　行	株式会社パブラボ 〒101-0021　東京都千代田区外神田2-1-6宝生ビル TEL 03-5298-2280　FAX 03-5298-2285
発　売	株式会社星雲社（共同出版社・流通責任出版社） 〒112-0005　東京都文京区水道1-3-30 TEL 03-3868-3275
印刷・製本	株式会社シナノパブリッシングプレス

ISBN978-4-434-26672-0